L'INSTITUT ANTIRABIQUE

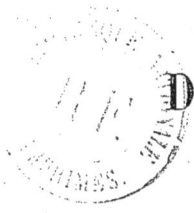

DE MARSEILLE

RÉSULTATS STATISTIQUES POUR 1896

PAR

Ch. LIVON

DIRECTEUR

MARSEILLE

TYPOGRAPHIE ET LITHOGRAPHIE BARLATIER

19, Rue Venture, 19

—

1897

L'INSTITUT ANTIRABIQUE

DE MARSEILLE

RÉSULTATS STATISTIQUES POUR 1896

PAR

Ch. LIVON

DIRECTEUR

MARSEILLE

TYPOGRAPHIE ET LITHOGRAPHIE BARLATIER

19, Rue Venture, 19

—

1897

L'INSTITUT ANTIRABIQUE

DE MARSEILLE

RÉSULTATS STATISTIQUES POUR 1896

Par Ch. LIVON

DIRECTEUR

Chaque mois, le *Marseille Médical* publie un tableau indiquant le mouvement de l'Institut, mais pour bien se rendre compte des résultats obtenus, ces tableaux mensuels donnant le nombre des personnes traitées par catégories, ne suffisent pas, car lorsqu'ils paraissent, généralement le temps n'a pas encore consacré le traitement ou les expériences. Aussi faut-il publier une statistique résumant l'année entière, après un laps de temps ne permettant plus aucune objection.

La statistique qui fait l'objet du présent travail est celle de l'année 1896.

Comme l'usage l'a établi les personnes traitées à l'Institut, sont divisées en trois catégories correspondant aux trois tableaux suivants :

1° Colonne A. — La rage de l'animal mordeur a été expérimentalement constatée par le développement de la rage chez des animaux mordus par lui ou inoculés avec son bulbe ;

2° Colonne B. — La rage de l'animal mordeur a été constatée par examen vétérinaire ;

3° Colonne C. — L'animal mordeur est suspect de rage. Les morsures au point de vue de leur siège sont divisées en trois classes : 1° morsures à la tête et au visage ; 2° morsures aux mains ; 3° morsures aux membres et au tronc.

Pendant l'année 1896, 255 personnes se sont présentées à l'institut pour suivre le traitement. Sur ce nombre, 6 n'ont pas achevé leur traitement, soit que l'animal mordeur ait été reconnu sain, soit qu'elles aient disparu sans motif. Ces six personnes doivent donc être retranchées du chiffre de 255 au point de vue des résultats obtenus, ce qui fait que le nombre des personnes ayant suivi complètement le traitement se trouve par le fait réduit à 249 réparties de la façon suivante :

DÉSIGNATION		A		B		C		TOTAUX
Tête et visage.....	simples	1	3	8	13	1	2	18
	multiples. ..	2		5		1		
Mains.	simples	15	35	37	73	12	27	135
	multiples ...	20		36		15		
Membres et tronc..	simples... .	5	19	15	48	10	29	96
	muitiples ...	14		33		19		
		57		134		58		249

Sur ce nombre de 249 nous n'avons heureusement aucun insuccès à enregistrer.

Parmi les personnes traitées, deux sont mortes dans l'année à notre connaissance. Il m'a été impossible d'avoir des renseignements sur les causes de la mort du premier homme, quant au second il a succombé à de la paralysie diphtéritique. Pris de diphtérie pendant son traitement, il dut l'interrompre pour aller se faire soigner à l'hôpital de la Conception dans le service spécial, il revint reprendre son traitement plusieurs jours après, avec une forte paralysie du pharynx et c'est à la suite de cette paralysie que la mort est survenue.

Nous arrivons donc pour l'année 1896 à une mortalité de 0 0/0.

J'attribue ce résultat à la prolongation du traitement suivant les cas. Ainsi, les personnes mordues aux membres ou au tronc à travers les vêtements sont soumises à un traitement de 15 jours, mais nous gardons au moins 18 jours celles qui sont mordues récemment aux mains ou à nu, et 21 à 24 jours celles dont les morsures siègent à la tête ou au visage.

Bien entendu si les morsures sont très graves ou de date ancienne, le temps du traitement est prolongé en conséquence.

Comme je le faisais remarquer dans ma statistique de l'année dernière, je prends aussi la précaution de tenir mon étuve des moelles à une température autant que possible de 20° environ, ayant remarqué qu'une température plus élevée, atténue trop vite la virulence des moelles.

C'est à ces précautions que je crois devoir attribuer les heureux résultats signalés.

**

La gravité des morsures dépendant du siège de la morsure plutôt que de sa profondeur et de son étendue, on peut diviser en trois catégories les morsures observées sur les personnes qui ont suivi le traitement complet.

1° Morsures à la tête ou au visage...... 18
2° Morsures aux mains................. 135
3° Morsures aux membres ou au tronc.. 96

On voit combien les morsures aux mains sont les plus fréquentes 135 sur 249, soit un peu plus de 54 0/0 ; puis viennent les morsures aux membres et au tronc 96 sur 249 soit 38 0/0 ; enfin celles à la tête ou au visage, 18 sur 249 soit 7 0/0.

Une cause qui rend la situation plus grave et qui peut compromettre l'efficacité du traitement, c'est le temps écoulé entre le moment de la morsure et le début du traitement.

Pour avoir une idée du retard que l'on met parfois à bénéficier des inoculations préventives contre la rage, on consultera avec intérêt le tableau suivant :

Sur les 249 personnes mordues 16 sont venues moins de
2 jours après la morsure,

27	sont venues	2	jours	après
56	»	3	»	»
31	»	4	»	»
30	»	5	»	»
16	»	6	»	»
15	»	7	»	»
19	»	8	»	»
4	»	9	»	»
5	»	10	»	»
6	»	11	»	»
7	»	12	»	»
1	»	13	»	»
2	»	14	»	»
3	»	15	»	»
4	»	de 16 à 20	jours	après
4	»	de 21 à 25	»	»
1	est venue	28	jours	après
1	»	33	»	»
1	»	40	»	»

Il est inutile de parler des cautérisations faites, car, ou elles sont inefficaces, ou elles ont été nulles dans plus de la moitié des cas. Ainsi sur les 249 personnes soignées 134 fois il n'y a pas eu de cautérisation.

Les animaux mordeurs ont presque toujours été des chiens : 217 fois sur les 255 personnes venues ; 37 fois des chats ; une fois un cheval.

Au point de vue du sexe, on compte :

177 hommes
78 femmes.

Pour l'âge, on peut dire que tous les âges ont fourni leur contingent. En voici du reste le tableau :

de 0 à 10 ans....... 56
11 à 20 » 51
21 à 30 » 47
31 à 40 » 41
41 à 50 » 28
51 à 60 » 18
61 à 70 » 11
71 à 80 » 3

Comme on le voit ce sont les enfants et les jeunes gens qui fournissent la proportion la plus forte. A mesure que l'âge augmente le nombre des personnes mordues diminue.

*
* *

Ainsi que je l'ai dit au début, 255 personnes se sont présentées pour suivre le traitement. Ces personnes sont d'origines diverses, mais sur la totalité il n'y a que 2 étrangers, les 253 autres viennent des départements de la région ou des colonies.

Les deux étrangers viennent l'un de Bombay, l'autre de Monaco.

Voici par département ou colonie la provenance des 253 autres.

Bouches-du-Rhône 49
Var........................... 12
Alpes-Maritimes................... 40
Gard........................... 21
Ardèche........................ 24
Vaucluse....................... 25
Drôme......................... 59

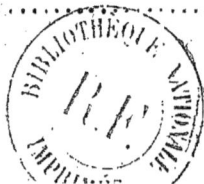

Basses-Alpes	1
Hérault	8
Haute-Garonne	2
Aude	3
Rhône..	3
Aveyron	1
Lozère	2
Isère	1
Hautes-Pyrénées	1
Madagascar	1

L'inspection de ce tableau montre que pendant l'année 1896 le département de la Drôme est celui qui a envoyé à l'institut le plus grand nombre de personnes; puis ce sont les départements des Bouches-du-Rhône (dont 25 pour Marseille) et des Alpes-Maritimes.

Le mouvement mensuel de l'Institut peut-il servir à établir quelle est la saison pendant laquelle la rage est le plus développée? La chose n'est pas possible, car on ne constate point de rapport entre le mouvement mensuel de chaque année.

En 1896, le mouvement mensuel a été le suivant :

Janvier	20
Février	15
Mars	17
Avril	22
Mai	16
Juin	23
Juillet	31
Août	23
Septembre	22
Octobre	35
Novembre	19
Décembre	12

Les deux mois qui présentent les chiffres les plus élevés sont octobre (35) et juillet (31). En 1895, c'étaient les mois d'août (46) et décembre (42). En 1894, c'étaient les mois de juin (33) et d'août (38). On ne peut donc établir aucune relation entre les diverses années.

*
*

Si maintenant nous récapitulons le nombre des personnes soignées à l'Institut depuis sa création, c'est-à-dire le 9 décembre 1893, et que nous établissions la proportion des insuccès d'abord par année puis sur l'ensemble (1), nous aurons les chiffres suivants :

	Traités	Morts	Mortalité %
Année 1893 (22 jours).....	16	0	0
— 1894 —	268	3	1, 12
— 1895 —	355	0	0
— 1896 —	249	0	0

Ce qui fait un total de 888 personnes ayant suivi complètement le traitement jusqu'au 31 décembre 1896, sur lesquelles on a enregistré 3 insuccès, soit une proportion de 0,33 0/0.

En présence des résultats obtenus et du nombre relativement élevé des personnes soignées, on ne peut s'empêcher de reconnaître que l'Institut de Marseille rend de réels services dans la région.

(1) Voir pour les détails sur les années antérieures le rapport publié en 1896. *Marseille Médical*, page 97.

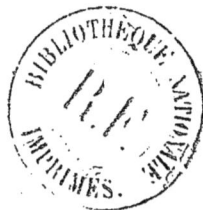

www.ingramcontent.com/pod-product-compliance
Lightning Source LLC
Chambersburg PA
CBHW050420210326
41520CB00020B/6678